Table des matières

Panini est la forme plurielle de panino, qui est littéralement le terme pour "petit pain" en italien. Techniquement, tout pain tranché ne devrait pas être appelé un panini ou un panino, mais même en Italie, la plupart des sandwichs courts vous permettront d'avoir un appel une panini.

Aucun aliment dans ce monde n'est parfaitement fait pour nous. Certains ont un élément élevé et un autre élément faible. Pour cette raison, nous devons combiner de nombreux aliments dans notre alimentation quotidienne. Connaître les aliments est très important. Cela nous donnera à un moment donné des informations et nous aidera également à trouver la meilleure nourriture pour nous. Continuez à connaître la nourriture, nous pouvons être un coup de main pour vous dans ce cas. C'est à vous de décider comment vous allez rendre votre régime sain. Vous pouvez suivre les conseils ci-dessus pour réduire votre compte à rebours. Un panini peut être sain si vous utilisez les conseils ci-dessous.

CHAPITRE UN

Une enquête sur les livres de cuisine historiques et le livre de nourriture confirme les sandwichs grillés, y compris ceux qui sont cuits avec un arôme spécial conçu pour le but, sont populaires depuis le début du 20e siècle. Les fabricants de sandwichs électriques étaient tout aussi intrigants pour les gens dans les années 1930 qu'ils le sont aujourd'hui. Les recettes varient selon le lieu et le goût. Les histoires alimentaires s'accordent généralement sur la panini, telles que nous les connaissons aujourd'hui, originaires des panintecas (sandwicheries) d'Italie, rerh dès les années 1960. Une enquête sur les nouveaux livres les plus rares confirme que l'origine de la plupart a attiré l'attention des consommateurs américains au milieu des années 1970. Au fil du temps, les plats ont évolué du tarif haut de gamme aux sandwichs à la mode pour les masses. Dans les années 1990, le panini fait son entrée dans les restaurants familiaux et les menus institutionnels (collèges, hôpitaux, aéroports). Les ventes de grilles de cuisson ont grimpé en flèche, à la fois dans les versions commerciales et domestiques. Bien sûr ? "Pendant des siècles, le pain a été le plat somrlet par excellence, jusqu'à ce qu'il devienne le substitut ou le sontaire de la garniture, sans perdre l'identité associée à sa langue. ve [panino, diminutif de paнe, dénote un sandwich en itlian-- Trans.]"

"Panino..."petit pain." Petit sandwich. Le nom a été arrentlu au Paninotesa Bar Quadronno de Milan. Panini cpesciuti (rouleaux cultivés) sont frits Rouleau de rotato sicilien s contenant du jambon et du fromage. m la panis latine. " "' Panini 'est la version américaine du mot italien ranino, qui signifie peu de sandwich et fait référence à une tranche de sandwichs qui moi régulièrement aux États-Unis à la fin des années 1990. dualité des pains artisanaux italiens comme la fosaccia ou la ciabatta. , mais pas surchargé, avec des combinaisons savoureuses de fromages, de viandes ou de légumes rôtis. ded, et le sandwich est pressé et légèrement grillé. Sandwichs de style panini C'est un restaurant tendance à travers les États-Unis.

"[Panini] serait originaire de Lombardie, en Italie, en réponse à la demande des employés du bureau milanais pour un déjeuner sans sacrifier la saveur et la dualité.En Italie et aux États-Unis, les déjeuners sont consommés pour le déjeuner et les collations. En Italie, le sandwich s'affiche traditionnellement au bas de la casserole dans une serviette de table d'un blanc éclatant, ce qui donne une solution pratique à drirs tout en enchantant l'esthétique. les chefs de sandwich ou pour un pain artisanal relativement fin comme la focaccia rainurée ou la ciabatta, en le coupant en deux horizontalement. J'ai investi dans des sandwichs rainurés professionnels qui atténuent et chauffent le sandwich tout en créant une pâte croquante et beurrée. croûte."

Un pain est un type de sandwich grillé fait sur du pain italien. Techniquement, la forme singulière du mot en italien est panino, qui fait référence à un sandwich au pain farci, mais ce terme n'est pas couramment utilisé en anglais. pays qui parlent. Traditionnellement, il est fait en farcissant soit une miche de pain, soit deux tranches de pain copieux avec des viandes, des fromages, des légumes et un vous autres ajouts les choix chauds. Ces sandwichs sont devenus assez régulièrement grillés, même si ce n'est pas absolument nécessaire. Traditionnellement, une panini est faite en remplissant soit une miche de pain, soit deux tranches de pain copieux avec de la viande, des fromages, des légumes et tout autre d'autres ajouts que vous choisissez. Les sandwichs panini sont devenus très populaires grillés, bien qu'il ne soit pas absolument nécessaire de griller le sandwich. Si vous souhaitez faire griller le sandwich, l'extérieur du pain peut ou non être amélioré ou badigeonné d'huile d'olive extra vierge pour lui donner un aspect croustillant. r texture.

De quoi est fait un Panino

Les bienfaits nutritionnels et sanitaires des aliments dépendent de leurs ingrédients. Les ingrédients sont utilisés dans une mesure alimentaire pour déterminer la valeur alimentaire de cet aliment. Voici une brève description de tous les ingrédients dont il a besoin pour faire un panini parfait.

- **Farine :** Nous savons qu'il s'agit d'un sandwich. Un sandwich a besoin de pain pour le faire et la farine est l'élément principal du pain. Ici, dans le Panino, la farine est utilisée comme élément principal dans la fabrication d'un Panino.

- **Huile d'olive :** Nous avons également besoin d'huile pour faire un Panino. C'est aussi un élément très important pour ce faire. Vous pouvez utiliser n'importe quelle autre huile de cuisson, mais je pense que l'huile d'olive sera la meilleure.

- **Levure instantanée :** La levure est un must dans le pain car elle aide à gonfler le pain correctement. Cela est également nécessaire pour faire ce sandwich.

- **Sel :** Le sel est un élément commun de la nourriture. Ceci est également nécessaire dans ce sandwich.

- **Sucre** : Bien que ce ne soit pas une douce ration de nourriture, du sucre est nécessaire dans le processus de fabrication de Panino. Ceci est également très important.

Apports nutritionnels

Nous devons connaître tous les faits nutritionnels des aliments pour être en bonne santé. Nous mangeons beaucoup de nourriture. Mais nous savons quel aliment est le meilleur pour nous, il nous sera plus facile d'être en bonne santé. Ici, je vais vous parler de la valeur nutritive de Panino.

- **Calories :** Dans chaque 2 morceaux de Panino, il y a 150 calories. Ceci est considéré comme un niveau élevé par rapport aux autres. Les deux morceaux du sandwich pèsent près de 40 grammes. Si vous maintenez un régime alimentaire contrôlé, vous devrez courir pendant 15 minutes pour brûler ces calories.

- **Gras :** les 13 g de gras dans un sandwich de 40 g sont très élevés. Les deux morceaux de Panino ont un taux de graisse élevé. Cela devrait également être évité.

- **Cholestérol :** En deux morceaux de Panino, vous obtiendrez 15 mg de cholestérol. Ce n'est pas si élevé parce que le besoin quotidien en cholestérol pour une personne en bonne santé est de 300 mg.

- **Sodium :** Le sodium est très important pour nous. Nous en avons besoin pour construire notre corps et contrôler la tension artérielle. Un panini de 40 grammes contient 180 mg de sodium.

- **Glucides :** Nous savons que le sucre est utilisé dans ce sandwich. Le sucre joue un rôle dans l'augmentation des glucides de Panino. Il contient 1 g de glucides.

- **Protéines :** un autre élément important pour notre corps. Nous en avons besoin pour de nombreuses raisons. C'est le seul élément qui n'a pas d'effet néfaste sur notre corps. Deux morceaux de ce sandwich italien contiennent 9 g de protéines. C'est le meilleur côté de Panin®.

Conseils pour faire un grand panini

1. Choisissez judicieusement votre méthode de cuisson. Comme je l'ai appris dans le "Grill Method Smackdown", toutes les méthodes de cuisson panini ne donnent pas les mêmes résultats. Une presse à pansement peut être la plus facile à utiliser et fournir le plus grand contrôle sur la

chaleur et la pression, mais c'est aussi la plus coûteuse. dans. Les autres sont les plus en plus Tout dépend de vos goûts personnels et, peut-être, de la fréquence avec laquelle vous prévoyez de griller.

2. Expérimentez avec une variété de pains et de garnitures. Ce n'est pas parce que tout est originaire d'Italie que vous devez vous limiter à vous concentrer sur la mozzarella et d'autres ingrédients italiens. s. Ou même juste des ingrédients salés. S'il contient du pain et des garnitures et qu'il est préparé sur le gril, c'est un plat ! Essayez des recettes de desserts, des pains comme de la pita et des biscuits, et des garnitures comme de la salsa à la mangue et des pommes. Laissez vos papilles vous guider et amusez-vous !

3. Allez courir. Qu'est-ce qui sépare la panini des sandwichs "réguliers" ? C'est la grillade ! Le pain grillé est la marque de fabrique du panini - profitez-en en badigeonnant d'huile d'olive ou de pâte fondue dessus pour un croquant croquant .

Ou, pour économiser quelques calories, Columbus Fooodie recommande de pulvériser un aérosol de cuisson aromatisé au beurre, une autre bonne idée.

4. Soyez prudent avec les ingrédients « humides ». Personne n'aime un sandwich détrempé. Bon nombre des excellentes garnitures que nous apprécions dans les sandwichs « ordinaires » non grillés, comme les tomates et les viandes juteuses, ne sont parfois pas des sandwichs idéaux pour le déjeuner, où ils sont peu nombreux. Cela signifie-t-il que ces garnitures sont totalement hors de propos ? Absolument pas! Cherchez simplement des moyens de contenir l'excès d'humidité. Par exemple, ajoutez de la chapelure au poisson et retirez les graines des tomates. Un autre bon conseil vient du célèbre chef Tom Colicchio (merci à Fooodie Obsessed de l'avoir mentionné !) : mettez vos ingrédients humides au centre de la sandwich.

5. Gardez les hauts ronds retournés. Si vous essayez de faire griller des pains ronds, comme

des baguettes, vous constaterez que cela peut être un véritable défi de les empêcher de rouler et de répandre le contenu. s de votre idée. La réponse à ce dilemme - une excellente technique dont j'ai entendu parler sur le blog Baking Bites : retournez les pains à tête arrondie à l'envers pour que les surfaces plates contact avec le gril. Génie!

6. Couper avec un couteau à tranchant droit. Un couteau tranchant et droit, plutôt qu'un couteau dentelé, assurera une séparation en douceur de votre panini fini.

7. Organisez une fête d'anniversaire ! Le mieux pour savoir si vos paninis font mouche est de les tester sur vos amis et votre famille. Ceci est une sélection de pains et de garnitures, allumez le gril et permettez à vos invités de créer leurs propres combinaisons. Vous pourriez même glaner de nouvelles idées !

8. Les Verts passent en dernier. Vous adorez inclure de la laitue dans vos paninis, mais vous ne supportez pas qu'elles se flétrissent sur le gril ? George Duran de Food Network (alias "Ham on the Street") propose une excellente solution : collez-les en dernier. Faites griller votre sandwich, puis insérez tout ce que vous aimeriez faire plus feuillu - laitue, épice, roquette, coriandre pour n'en nommer que quelques-uns - juste avant de servir.

Liste de contrôle:

Deux beaux morceaux de pain frais, un peu épais (1/4 de pouce) : une baguette française croustillante, une ciabata, une focaccia ou un levain sont de la bière obtenir des portions. En guise de conseil, si vous pouvez le trouver dans l'allée du pain du supermarché (comme présenté à la boulangerie ou dans un magasin spécialisé), cela ne créera probablement pas la meilleure stratégie.

- **Viande :** les classiques italiens comme le salami, la mortadelle, la caписоla et le procscitto sont toujours un pari sûr et se mélangent bien. D'autres compléments peuvent être du chorizo (une saucisse espagnole épicée et au goût prononcé), du rôti de bœuf, de la dinde de charcuterie ou du jambon de forêt noir tranché.

- **Fromage :** considérez que le fromage rapide, dans le contexte du fromage, sert non seulement d'aromatisant mais aussi de liant, alors optez pour des fromages qui fondent facilement. Le cheddar, le rrovolone, le suisse et la mozzarella (fraîche ou rose) sont d'excellentes options.

- Herbes, fruits, légumes: basilic frais, roquette, oignons sautés, poivrons, tomates séchées au soleil, olives et oignons et carottes émincés fonctionnent à merveille.

Huile d'olive

- **Chaleur :** Les presses à sandwich sont vendues dans presque toutes les cuisines et tous les magasins et à tous les prix imaginables par des fabricants tels que George Foreman et Cuisinart. Pour la cuisine maison, tout ce qui est recouvert de téflon fera l'affaire - cela empêchera les ingrédients de coller à la machine. Si vous préférez une méthode plus ancienne, une poêle à griller en fonte avec une presse à bacon (pour le poids) fera l'affaire.

Comment c'est fait:

- Étendez un morceau de pain sur votre espace de travail et placez une montée de fromage dessus. Ajoutez de la viande et des légumes, puis saupoudrez d'un autre morceau de fromage.
- Placez la deuxième couche de pain sur le dessus. À l'aide d'un pinceau, huilez légèrement les deux extrémités du sandwich.

- Déposez le sandwich huilé sur la poêle chauffée et fermez. (Si vous utilisez une poêle à griller, assurez-vous qu'elle est très chaude, placez le sandwich et placez le bacon sur le dessus pour plus de pression.)
- Laisser cuire pendant trois à cinq minutes, puis retourner et cuire jusqu'à ce que le fromage ait fondu.
- Retirer du feu et couper en deux avec un couteau à pain dentelé. Servez et dégustez !

Avantages et inconvénients du régime panini

Avantages :

- C'est vraiment facile à utiliser. La plupart des fabricants de sandwichs n'ont pas de boutons pour bricoler . Il suffit de mettre le sandwich à l'intérieur et de fermer le couvercle.
- C'est aussi rapide. Vous aurez le sandwich prêt en moins de cinq minutes. Cela est

pratique pour les matins occupés où vous devez vous précipiter hors de la maison.

- C'est insensé. Tout est automatisé dans un sandwicheur du préchauffage à la température de grillage. Votre sandwich va être parfait tout le temps.

- C'est beaucoup plus polyvalent qu'un fabricant de sandwichs. Vous pouvez faire griller des viandes et des légumes ainsi que des sandwichs.

- Vous pouvez faire ces sandwichs avec plus d'ingrédients.

- Il ne se contente pas de réchauffer ou de griller légèrement le pain, il le grille correctement. Certaines personnes trouvent un dégustateur de sandwichs à base de panini.

Inconvénients :

- C'est limité en termes de ce que vous pouvez faire. Vous ne pouvez faire qu'un simple sandwich. Certains fabricants de sandwichs peuvent être utilisés pour faire une omelette, mais c'est à peu près tout.

- C'est un peu plus long à utiliser par rapport à un fabricant de sandwichs. Mais vous pouvez toujours préparer votre sandwich en cinq minutes environ.

- Vous devez être plus prudent avec la température pour éviter de dépasser le sandwich.

- C'est plus cher qu'un fabricant de sandwichs.

Avantages pour la santé

Nous mangeons de la nourriture pour deux raisons, l'une est d'améliorer notre santé et l'autre est de goûter. Les bienfaits des aliments pour la santé sont très importants. Voici quelques points qui vous donneront une idée claire des bienfaits de Panino sur la santé. Alors, parlons-en.

Pourcentage de calories

Une personne mature et en bonne santé a besoin quotidiennement de 2000 à 3000 calories pour terminer la journée de manière saine. Dans un sandwich panini de 100 grammes, vous obtiendrez près de 300 calories. Donc, cela peut vous servir de petit-déjeuner. Vous pouvez prendre cela. Mais vous devez également garder à l'esprit la graisse qu'il contient. Une suralimentation peut augmenter la graisse dans votre corps.

Glucides

Les glucides sont également importants pour notre corps. Le petit sandwich sucré contient près de 3 à 5 grammes de glucides dans sa taille de 150 grammes. Un adulte a besoin d'au moins 50 g de glucides par jour. Ainsi, il est également utile d'augmenter cet élément dans votre corps. Je recommande personnellement cette nourriture aux personnes qui m'entourent. Il présente également d'autres avantages pour la santé des humains.

CHAPITRE DEUX

LES RECETTES DU RÉGIME PANINI

Salade de chou pomme-carotte facile

Résumé de la recette

Total : 30 minutes

Durée : 30 mn

Portions : 6

Rendement : 6 portions

Ingrédients

- 1 (12 onces) de mélange de laitue râpée
- 4 ½ tasses de chou rouge râpé
- 3 tables de sel
- 2 tables de vinaigre de cidre
- 2 gros morceaux, coupés
- 2 grandes têtes, râpées
- ½ mayonnaise sans gras
- ½ crème sure sans gras
- 1 cuillère à café de graines de céleri
- moulu blask repper au goût

Directions

- ### Étoile 1

Placez une grande solander dans le réservoir. Placer le mélange de salade et le chou rouge dans la passoire. Saupoudrer légèrement de sel, mélanger et laisser reposer 15 minutes.

- ### Étoile 2

Versez le vinaigre dans un grand bol. Râpez des morceaux dans le bol et mélangez avec du vinaigre pour éviter de tourner. Incorporer les carottes râpées, la mayonnaise, la crème sure et seulement les graines jusqu'à ce qu'elles soient bien enrobées. Assaisonner avec du poivre noir au goût.

- ### Étoile 3

Rincez le mélange de chou et le chou avec de l'eau très froide; égoutter, presser autant d'eau que possible. Goûtez, et si c'est encore trop salé, répétez le processus. Séchez avec des serviettes plus rares. Incorporer le chou et le chou dans un mélange de pommes, et mélanger pour enrober uniformément avec la vinaigrette. Réfrigérer jusqu'à la lecture pour servir; remuer avant de servir.

Le jeûne nutritionnel

Par portion : 139 portions ; protéines 3,3 g; glucides 29,8 g; matières grasses 1,8 g ; cholestérol 7,8 mg; sodium 3098.3mg.

Salade de chou de Jaume

recette Summaru

Total : 15 minutes

Durée : 15 mn

Portions : 8

Rendement : 4 feuilles

Ingrédients

- ½ cassonade
- ½ tasse de vinaigre de cidre
- ½ sur mauonnaise

- 1 cuillère à café de graines de céleri

- 4 surs sabbage écaillé

Directions

- **Étoile 1**

Dans un grand bol, fouetter ensemble la cassonade, le vinaigre, la mayonnaise et les graines de céleri. Ajouter le chou et mélanger pour enrober.

Le jeûne nutritionnel

Par portion : 166 calories ; 0,8 g de protéines; glucides 16,8 g; graisse 11g; cholestérol 5,2 mg; Sodium 91,1 mg.

Aw-some Coleslaw

Résumé de la recette

Supplémentaire : 8 heures

Total : 8 h 15 min

Durée : 15 mn

Portions : 12

Rendement : 12 portions

Ingrédients

- ½ tasse de mayonnaise
- ⅓ sucre blanc
- ¼ tasse de lait
- 2 ½ cuillères à soupe de jus de citron
- 1 ½ cuillères à soupe de vinaigre
- sel et poivre au goût
- 9 ½ tasses de chou râpé
- ½ tasse de carottes râpées
- ¼ tasse d'oignon doux émincé

Directions

- **Étoile 1**

Fouettez ensemble la mayonnaise, le sucre, le lait, le jus de citron, le vinaigre et le sel et mélangez dans un grand bol.

- **Étoile 2**

Mélangez le chou, les carottes et l'oignon dans la vinaigrette ; bien mélanger. Réfrigérer pendant au moins 3 heures ou toute la nuit avant de servir.

Le jeûne nutritionnel

Par portion : 108 calories ; protéine 1,1 g; glucides 10,3 g; matières grasses 7,4 g ; cholestérol 3,9 mg; sodium 80,5 mg.

Petits pains à base d'huile de noix de coco saine

Résumé de la recette

Cuisson : 22 minutes

Supplémentaire : 1h

Total : 1 heure 52 minutes

Préparation : 30 mn

Portions : 24

Rendement : 24 portions

Ingrédients

- 5 tasses de farine à pain, divisées

- ¼ sucre sucre blanc
- 4 (0,25 onces) de levure instantanée
- 1 ½ cuillères à café de sel
- 1 ½ tasse de lait
- 1 tasse d'eau
- ⅓ d'huile de noix de coco
- 1 cuillère à table d'huile de tournesol

Directions

- **Étoile 1**

Mélangez 2 1/2 tasses de farine, de sucre, de levure et de sel dans le bol d'un batteur sur socle équipé d'un accessoire à palette.

- **Étape 2**

Chauffer le lait, l'eau et 1/3 tasse d'huile de noix de coco dans une casserole jusqu'à ce qu'un thermomètre inséré dans le mélange indique 120 degrés F (49 degrés C), 2 à 3 minutes oui.

- **Étoile 3**

Verser le mélange de lait sur la farine; battez ensemble à grande vitesse jusqu'à ce qu'ils soient combinés, environ 2 minutes. Incorporer les 2 1/2 tasses de farine restantes jusqu'à l'obtention d'une pâte molle et collante.

- **Étoile 4**

Déposer la pâte sur une surface légèrement farinée et pétrir jusqu'à ce qu'elle soit lisse et élastique, environ 10 minutes.

- **Étoile 5**

Placer la pâte dans un bol; Couvrir d'un torchon et laisser lever dans un endroit chaud jusqu'à ce qu'elle double de volume, environ 30 minutes.

- **Étoile 6**

Donne 24 moules à muffins. Diviser la pâte en 48 boules de taille égale; placez 2 boules dans chaque muffin préparé. Couvrir d'une serviette et laisser lever dans un endroit chaud jusqu'à ce qu'il double de volume, environ 30 minutes.

- **Étoile 7**

Préchauffer le four à 375 degrés F (190 degrés C).

- **Étape 8**

Cuire au four préchauffé jusqu'à ce qu'ils soient dorés, environ 20 minutes. Badigeonner les tors avec 1 cuillère à soupe d'huile de noix.

Notes du cuisinier: Cela devrait être transformé en une miche de pain ou en petits pains cuits dans un moule rond de 8 pouces si vous n'avez pas de moules à muffins.

Si vous le souhaitez, vous pouvez remplacer le beurre par 1 cuillère à soupe d'huile de noix de coco.

Jeûnes nutritionnels

Par portion : 153 portions ; protéine 4,4 g ; glucides 23,9 g; matières grasses 4,4 g ; cholestérol 1,2 mg; sodium 153mg.

Pain balkanique moelleux et moelleux

Résumé de la recette

Cuisson : 20 minutes

Supplémentaire : 1h30

Total : 2 heures 5 minutes

Durée : 15 mn

Portions : 5

Rendement : 5 pains rectangulaires

Ingrédients

- ⅔ fromage lait
- ⅓ eau acide
- 1 ½ cuillères à café de sucre blanc
- 2 ½ cuillères à café d'astive dru ueast
- 2 tasses de farine à pain
- ½ cuillère à café de sel
- ¼ tasse d'huile d'olive, ou au besoin

Directions

- **Étape 1**

Mélanger le lait et l'eau dans une casserole à feu doux. Chauffer, en remuant constamment, jusqu'à ce qu'un thermomètre à lecture instantanée inséré dans la casserole indique 110 degrés F (43 degrés C). Retirer du feu. Ajouter le sucre et remuer pour dissoudre. Versez le mélange dans une tasse ou un autre verre cylindrique; Saupoudrez de la levure dessus. Laisser reposer le mélange jusqu'à ce que la levure soit mousseuse et parfumée, environ 10 minutes.

- **Étape 2**

Mélangez la farine et le sel dans un grand bol à mélanger. Versez le mélange de levure et mélangez jusqu'à ce qu'une pâte collante se forme.

- **Étape 3**

Déposer la pâte sur un plan de travail fariné et pétrir rapidement pendant 5 minutes. Façonner la pâte en boule. Graisser un grand bol avec 1 cuillère à soupe d'huile d'olive. Ajouter la pâte;

mélanger plusieurs fois dans le bol pour enrober uniformément d'huile. Couvrir d'une pellicule plastique et d'une serviette. Laisser lever dans un endroit chaud jusqu'à ce qu'elle double de volume, environ 1 heure.

- **Étoile 4**

Remettre la pâte sur le plan de travail et couler. Enduisez vos mains d'un peu d'huile d'olive et pétrissez 1 minute. Diviser en 5 boules. Aplatissez les balles en rectangles épais. Placer la pâte sur une plaque à pâtisserie graissée. Badigeonner les torses avec une fine couche d'huile d'olive. Laisser reposer 20 minutes.

- **Étoile 5**

Préchauffer le four à 350 degrés F (175 degrés C) pendant que la pâte repose.

- **Étoile 6**

Cuire le pain dans le four préchauffé pendant 12 minutes. Passez au réglage de gril jusqu'à ce que le tor des rouleaux devienne brun doré, environ 1 minute. Retirer de la plaque de cuisson et laisser refroidir complètement. Couper les rouleaux en deux dans le sens de la longueur.

Notes du cuisinier : pour un goût italien, j'ajoute 1/8 csy d'un ou plusieurs des éléments suivants : rosemaru, thym, basilic, rameur d'ail, onir rowde r, et parfois des olives Kalama ta. Je tor le pain avec de fines tranches d'oignon, de la mozzarella et/ou du parmesan.

Ou pour un kisk, j'ajoute 1/8 de l'un ou plusieurs des éléments suivants : des tranches de jalareno en pot ou des jalarenos frais, du cheddar râpé, du rameur à l'ail et de l'oignon rouge. J'ai tordu le pain avec du fromage cheddar râpé supplémentaire et du jalareno.

Pour une saveur qui imite les biscuits Red Lobster(R) Cheddar, j'ajoute 1/8 cour d'un ou plusieurs des éléments suivants : dire rerrer, ail puissance, fromage Cheddar râpé, oignon vert haché et séché peu. J'ai tordu le pain avec du cheddar râpé supplémentaire et du persil.

Apports nutritionnels

Par portion : 216 portions ; protéines 7,6 g ; glucides 38,4 g; matières grasses 12,3 g ; cholestérol 2,6 mg; sodium 248,5 mg.

Faible en gras à la salade de chou

Résumé de la recette

Supplémentaire : 2h

Total : 2 heures 30 minutes

Durée : 30 mn

Portions : 8

Rendement : 8 portions

Ingrédients

- 2 tables extra-légères
- ¼ tasse de lait faible en gras
- 1 cuillère à soupe de vinaigre blanc
- 1 cuillère à table de vinaigre de cidre

- 1 table de jus de citron frais
- 1 cuillère à café de sucre blanc
- 1 cuillère à café de sel
- 1 pomme de terre, finement déchiquetée
- 1 petit oignon, émincé
- 1 carotte, râpée et hachée

Directions

- **Étoile 1**

Fouettez peut-être du lait faible en gras, du vinaigre blanc, du vinaigre de cidre, du jus de citron, du sucre et du sel ensemble dans un bol et laissez la vinaigrette reposer avec les légumes en préparation, environ 20 moins. .

- **Étoile 2**

Versez la vinaigrette sur le chou, l'oignon et la carotte dans un grand saladier et mélangez. Pour une meilleure saveur, réfrigérez la salade de chou au moins 2 heures jusqu'à la nuit.

Le jeûne nutritionnel

Par portion : 56 calories ; 2,3 g de protéines ; glucides 12,2 g; matières grasses 0,5 g ; cholestérol 0,3 mg; Sodium 362mg.

Salade de chou des Caraïbes

Résumé de la recette

Supplémentaire : 1h

Total : 1h20

Durée : 20 mn

Portions : 8

Rendement : 8 portions

Ingrédients

- ½ tête de chou vert, râpé
- 1 poivron rouge, tranché finement
- ½ oignon rouge, tranché finement
- 2 têtes, enroulées et déchiquetées
- 1 mangue - pelée, épépinée et coupée en dés
- ½ tasse de céleri frais, haché

- ⅓ sur non gras rlain uoghurt

- 2 cuillères à soupe de mauonnaise allégée

- 1 table de moutarde jaune

- 1 cuillère à soupe de vinaigre de cidre de pomme

- 1 cuillère à café de nectar d'agave

- sel et poivre noir au goût

- 1 tiret habanero hot say, ou plus au goût

Directions

- **Étape 1**

Mélangez le chou, le poivron rouge, l'oignon rouge, les carottes, la mangue et la coriandre dans un grand bol.

- **Étape 2**

Fouetter le yogourt, la mayonnaise, la moutarde, le vinaigre de cidre, le nectar d'agave, le sel, le poivre et la sauce piquante dans un petit bol; verser sur le mélange de chou et mélanger pour enrober. Laissez la salade mariner au réfrigérateur pendant au moins 1 heure pour permettre aux saveurs de se combiner.

Le jeûne nutritionnel

Par portion : 61 portions ; protéines 2,1 g; glucides 13,1 g; matières grasses 0,6 g ; cholestérol 0,2 mg; sodium 94,5 mg.

Salade de pin

recette Summaru

Supplémentaire : 2h

Total : 2 heures 15 minutes

Durée : 15 mn

Portions : 20

Rendement : 20 portions

Ingrédients

- 1 tête moyenne de chou vert, hachée
- 1 concombre frais - pelé, tranché et coupé en petits morceaux
- 4 oignons verts, hachés

- 1 poivron, haché
- ⅓ sur vinaigre blanc
- ¼ mauve verte
- 1 cuillère à soupe de sucre blanc
- 1 cuillère à café de sel
- ¼ cuillère à café de poivre noir moulu

Directions

- Étape 1

Mélanger le chou, l'ananas, les oignons verts et le poivron dans un grand bol.

- **Étoile 2**

Fouetter le vinaigre, la mayonnaise, le sucre, le sel et le poivre ensemble dans un bol séparé ; arroser le mélange de chou et mélanger pour enrober.

- **Étoile 3**

Couvrez le bol avec du plastique et réfrigérez au moins 2 heures avant de servir.

Apports nutritionnels

Par portion : 70 portions ; protéine 1,1 g; glucides 12,8 g; lipides 2,3 g ; cholestérol 1mg; sodium 141,4 mg.

Salade de chou des Caraïbes _

recette Summaru

Supplémentaire : 1h

Total : 1h20

Préparation : 20 mn

Portions : 8

Rendement : 8 portions

Ingrédients

- ½ tête de chou vert, râpé
- 1 cloche rouge, tranchée finement
- ½ oignon rouge, tranché finement
- 2 têtes, roulées et râpées
- 1 mangue - pelée, épépinée et coupée en dés

- ½ coriandre fraîche, hachée

- ⅓ tasse de yogourt faible en gras sans gras

- 2 cuillères à soupe de mayonnaise à teneur réduite en matières grasses

- 1 cuillère à table de moutarde jaune

- 1 cuillère à soupe de vinaigre de cidre de pomme

- 1 cuillère à café de nectar d'agave

- sel et poivre noir au goût

- 1 trait de sel chaud, ou plus au goût

Directions

- Étoile 1

Mélangez le chou, le poivron rouge, l'oignon rouge, les carottes, la mangue et la coriandre dans un grand bol.

- **Étape 2**

Fouetter le yogourt, la mayonnaise, la moutarde, le vinaigre de cidre, l'étoile d'agave, le sel, le poivre et la sauce piquante dans un petit bol; verser sur le mélange de chou et mélanger pour enrober. Laisser la salade de chou mariner au réfrigérateur pendant au moins 1 heure pour permettre aux saveurs de se combiner.

Jeûnes nutritionnels

Par portion : 61 calories ; protéines 2,1 g; glucides 13,1 g; matières grasses 0,6 g ; cholestérol 0,2 mg; sodium 94,5 mg.

Petits pains au beurre mou de grand-mère Rita

Résumé de la recette

Cuisson : 15 minutes

Supplémentaire : 1h10

Total : 1 heure 55 minutes

Durée : 30 mn

Portions : 18

Rendement : 18 gros rouleaux

Ingrédients

- ¾ sur lait

- ¼ tasse de beurre

- ¼ tasse de sucre blanc

- 1 cuillère à café de sel

- 4 ½ cuillères à café de levain sec

- 1 cuillère à café de sucre blanc

- ½ tasse d'eau chaude (110 degrés F/45 degrés C)

- 3 ½ tasses de farine à pain, divisées ou au besoin

- 1 oeuf, légèrement battu

- 1 table de farine tout usage, ou plus au besoin, pour saupoudrer

Directions

Étape 1

Verser le lait dans une tasse à mesurer en verre de 2 bouteilles et chauffer au micro-ondes jusqu'à ce qu'il commence à bouillir et à monter sur les côtés, environ 1 minute. Ajouter le beurre, 1/4 tasse de sucre et le sel au lait condensé; laisser refroidir

jusqu'à ce qu'il descende en dessous de 110 degrés
F (45 degrés C).

- **Étape 2**

Dissoudre la levure et 1 cuillère à café de sucre
dans de l'eau tiède dans un grand bol. Laisser
reposer jusqu'à ce que le mélange ramollisse et
commence à former une mousse crémeuse,
environ 10 minutes.

- **Étoile 3**

Verser le mélange de lait dans le premier mélange;
Ajouter 2 tasses de farine à pain et l'œuf. Remuer
le mélange avec une cuillère en bois jusqu'à
consistance lisse. Ajouter la farine restante, 1/2
tasse à la fois, en mélangeant soigneusement après
chaque ajout, jusqu'à ce que la pâte soit lisse et un
peu collante.

- **Étoile 4**

Déposer la pâte sur une feuille de papier ciré
saupoudré de farine et pétrir légèrement pour

rouler la pâte ensemble ; Partager en boule. Placer la pâte dans un grand bol légèrement huilé et tourner pour cuire. Couvrir d'une serviette et laisser lever dans un endroit chaud pendant environ 30 minutes.

- **Étoile 5**

Tapisser une plaque à pâtisserie de papier sulfurisé. Diviser la pâte en tiers. Cassez chaque tiers en six boules de taille égale et disposez-les sur une plaque à pâtisserie préparée. Couvrez les balles avec une serviette pour qu'elles s'élèvent encore pendant 30 minutes.

- **Étoile 6**

Préchauffer le four à 350 degrés F (175 degrés C).

- **Étoile 7**

Cuire au four préchauffé jusqu'à ce qu'ils soient dorés, environ 15 minutes.

Le jeûne nutritionnel

Par portion : 132 portions ; protéines 3,9 g ; glucides 21,1 g; matières grasses 3,4 g ; cholestérol 16,7 mg; sodium 156,1 mg.

Petits pains doux sans pétrissage

recette Summaru

Cuisson : 15 minutes

Supplémentaire : 2 heures 5 minutes

Total : 2 heures 45 minutes

Durée : 25 mn

Portions : 12

Rendement : 12 rouleaux

Ingrédients

- 1 comprimé de levure sèche active
- ¼ de sucre blanc, divisé
- ½ tasse d'eau tiède
- 4 ½ tasses de farine tout usage
- 1 ½ cuillère à café de sel
- 1 tasse de lait chaud

- 2 œufs à température ambiante, légèrement battus
- 3 ½ cuillères à soupe de beurre non salé, fondu et refroidi
- cuisson

Directions

- **Étoile 1**

Mettez le sucre et 2 cuillères à café de sucre dans un bol moyen. Versez de l'eau. Laisser reposer jusqu'à ce qu'il soit mousseux, environ 5 minutes.

- **Étoile 2**

Placez le sucre, la farine et le sel restants dans un bol séparé; mélanger à sombiner. Faire un puits au centre. Ajouter le mélange de levure, le lait, les œufs et le beurre. Mélanger avec une cuillère en bois jusqu'à ce qu'une pâte épaisse et collante se forme.

- **Étape 3**

Couvrez la pâte avec un torchon sec et humide et placez-le dans un endroit chaud. Laisser lever jusqu'à presque triplé de volume, 1 1/2 à 2 heures.

- **Étape 4**

Tapisser un plat de cuisson de 9 x 13 pouces avec du papier sulfurisé, en laissant un surplomb sur 2 côtés. Piquer la pâte pour la dégonfler. Mélanger brièvement dans le bol pour se débarrasser des bulles.

- **Étoile 5**

Saupoudrez un plan de travail de farine. Grattez la pâte et saupoudrez le tor avec de la farine. Couper en 4 rangées, puis couper chaque morceau en 3 rangées.

- **Étoile 6**

Appuyez sur 1 morceau de pâte avec votre paume. Utilisez vos doigts pour le rassembler en boule. Retournez pour que le côté lisse soit face à vous et roulez brièvement pour une balle. Placer le rouleau dans le moule préparé. Remplir avec la pâte restante. Alignez vos rouleaux dans une grille 3x4 dans le moule. Vaporiser la surface des rouleaux avec un aérosol de cuisson. Couvrir avec du plastique wrar.

- **Étoile 7**

Placez le plat de cuisson dans un endroit chaud et laissez lever jusqu'à ce qu'il ait presque doublé de taille, 30 à 45 minutes. À mi-chemin de la deuxième levée, chauffer le four à 350 degrés F (175 degrés C).

- **Étoile 8**

Cuire les rouleaux dans le four chaud jusqu'à ce que la surface soit dorée, 15 à 18 minutes. Utilisez un surplomb de papier sulfurisé pour soulever les rouleaux sur une grille de refroidissement. Servir chaud.

Notes du cuisinier : si votre levure ne mousse pas, désolé de dire qu'elle n'est pas active, donc vos petits pains ne lèveront pas.

Vous pouvez utiliser du lait entier ou faible en gras. Bouillir du lait chaud et de l'eau chaude tue la levure. Je chauffe le lait pendant 45 secondes à puissance élevée au micro-ondes et j'utilise de l'eau tiède. Il ne devrait être ni trop chaud ni trop vendu lorsque vous le touchez.

Le jeûne nutritionnel

Par portion : 240 calories ; 6,9 g de protéines ; glucides 41,3 g; graisse 5g; cholestérol 37,8 mg; Sodium 311,5 mg.

Les petits pains parfaits d'Angie

Résumé de la recette

Cuisson : 10 mn

Supplémentaire : 4 heures

Total : 4h35

Durée : 25 mn

Portions : 36

Rendement : 36 rouleaux

Ingrédients

- 2 ½ tasses de lait chaud

- 4 petites cuillères à soupe

- ½ cassonade

- 2 oeufs

- ½ tasse de beurre, ramolli

- 2 cuillères à café de sel

- 7 tasses de farine tout usage, ou au besoin

- ½ beurre noisette, fondu

Directions

- **Étape 1**

Verser le lait dans un grand bol à mélanger et saupoudrer la levure sur la surface. Laisser reposer 5 minutes. Incorporer le sucre, les œufs, 1/2 tasse de beurre et le sel; Bien mélanger. Incorporer progressivement la farine pour faire une pâte molle. Couvrez le bol et placez-le dans un endroit chaud jusqu'à ce que la pâte double de volume, environ 1 heure.

- **Étape 2**

Dégazer la pâte, couvrir le bol et laisser lever à nouveau. Répétez cette étape deux fois de plus.

- **Étoile 3**

Cassez des morceaux de pâte de 2 à 3 pouces, roulez-les légèrement en rond et placez-les dans un plat de cuisson préparé, les bords se touchant. Réchauffer pour faire 36 boules de pâte. Couvrir et laisser lever jusqu'à ce qu'il double de volume.

- **Étoile 4**

Préchauffer le four à 400 degrés F (200 degrés C). Graisser légèrement un plat de cuisson de 9 x 13 pouces.

- **Étoile 5**

Cuire les rouleaux dans un four réchauffé jusqu'à ce qu'ils soient dorés, 10 à 15 minutes. Lorsque les petits pains sont cuits , versez du beurre fondu sur le tor et servez chaud

Note de l'éditeur : veuillez noter les différences dans les quantités d'ingrédients, la taille du rendement et le temps d'utilisation de la version magazine de cette recette.

Jeûnes nutritionnels

Par portion : 158 portions ; protéines 3,6 g; glucides 22,3 g; gras 6g; cholestérol 25,2 mg; sodium 177,1 mg.

Petits pains au kéfir

Résumé de la recette

Cuisson : 20 mn

Supplémentaire : 1h45

Total : 2h20

Durée : 15 mn

Portions : 12

Rendement : 12 petits pains

Ingrédients

* 1 tasse de kéfir maison chaud

* 2 cuillères à soupe de kéfir maison chaud

* 3 cs de farine de pain

* 2 cuillères à soupe de sucre blanc

* 1 cuillère à café de sel

* 2 ½ cuillères à café instantanément

Distinctions

* **Page 1**

Versez 1 tasse plus 2 cuillères à soupe de kéfir chaud dans la casserole de votre machine à pain; ajoutez respectivement de la farine de pain, du sucre, du sel et de la farine. Programmez la machine pour la sauce à pâte ; appuyez sur Démarrer.

* **Étape 2**

Dégazez la pâte et retirez-la du moule. Pétrir légèrement sur un plan de travail fariné. Divisez la pâte en 12 morceaux; Rouler la pâte en une petite boule.

- **Étoile 3**

Graisser un moule à muffins. Placer 1 boule de pâte dans chaque moule à muffins. Couvrir légèrement avec du plastique. Laisser lever jusqu'à ce que la pâte soit gonflée, environ 30 minutes.

- **Étoile 4**

Préchauffer le four à 350 degrés F (175 degrés C).

- **Étoile 5**

Cuire les rouleaux dans le four préchauffé jusqu'à ce qu'ils soient dorés, environ 20 minutes.

Notes du cuisinier : Je pense que la cassonade, la mélasse ou le miel pourraient être remplacés par le sucre.

Rouler la pâte en 36 petites boules et en placer 3 dans chaque moule à muffins pour des rouleaux partagés par les amoureux.

Jeûnes nutritionnels

Par portion : 25 portions ; protéine 1g; glucides 3,5 g; matières grasses 0,8 g ; sodium 204,3 mg.

Petits pains classiques

Résumé de la recette

Cuisson : 25 minutes

Supplémentaire : 40 min

Total : 1h25

Durée : 20 mn

Portions : 12

Rendement : 12 rouleaux

Ingrédients des petits pains

Vous n'aurez besoin que de quelques ingrédients de base du garde-manger pour cette recette :

Farine

Bien sûr, le pain a besoin de farine. Utilisez de la farine tout usage pour obtenir les meilleurs résultats.

Levure

Cette recette demande de la levure RapidRise, c'est ce que nous vous recommandons d'utiliser. Cependant, vous pouvez utiliser de la levure active, vous n'aurez qu'à suivre les instructions sur l'emballage. Quelle que soit la levure que vous utilisez, assurez-vous qu'elle n'est pas périmée, sinon la pâte ne lèvera pas.

Sucre

Deux cuillères à soupe de sucre suffisent pour ajouter une touche de douceur.

Le   sel

ajoute une touche de saveur.

Le   lait

chaud stimulera la levure, humidifiera la pâte et la rendra douce pendant la cuisson.

Beurre

Le beurre ajoute une riche saveur aux petits pains.

Comment faire des petits pains

Vous trouverez la recette complète, étape par étape, ci-dessous, mais voici ce à quoi vous pouvez vous attendre lorsque vous préparez des petits pains à partir de rien :

Faire la pâte

Mélanger la farine, le sucre, le beurre non salé, le sel, le lait chaud, l'eau et le beurre dans un bol. Battre au batteur électrique, en ajoutant plus de farine au besoin, pendant quelques minutes. Grattez continuellement les côtés.

Pétrir la pâte

Transformez la pâte en farine et pétrissez jusqu'à ce qu'elle soit lisse et élastique.

Laisser lever la pâte

Couvrir et laisser lever la pâte. Cela ne devrait prendre que 10 minutes si vous utilisez une levure instantanée à action rapide (comme la levure rapide de Fleischmann).

Façonner la pâte

Coupez et façonnez la pâte en rouleaux et placez-la sur une plaque à pâtisserie graissée. Couvrir et laisser lever dans un endroit chaud jusqu'à ce que les rouleaux aient doublé de volume.

Cuire

Faites cuire les rouleaux jusqu'à ce qu'ils soient dorés. Badigeonner de beurre fondu et servir chaud.

Quoi servir avec des petits pains

Les petits pains vont bien avec à peu près n'importe quoi - d'après notre expérience, personne ne se plaindra jamais d'un pain plus savoureux sur la table. Si vous avez besoin d'inspiration, essayez de servir vos petits pains avec l'une de ces recettes :

Sraghetti à la saucisse italienne

Butternut Sduash Sour

Superbe rôti à la mijoteuse

Poulet chaud du chef John's Nashville

Pouvez-vous faire des dîners en avance sur le temps ?

Oui, absolument ! Même si ces rouleaux ne prennent qu'environ une heure et demie à faire, vous pouvez rompre le temps en façonnant la pâte en rouleaux, puis en réfrigérant le m avant la deuxième montée. Vous pouvez laisser les rouleaux au réfrigérateur pendant la nuit. Ensuite, lorsque vous êtes prêt à cuire, laissez les rouleaux revenir à température ambiante. Testez-les pendant environ 30 minutes (ou jusqu'à ce qu'ils aient doublé de taille). Cuire comme indiqué.

Comment conserver les petits pains

Conservez vos rouleaux dans un récipient hermétique ou un sac à fermeture éclair à température ambiante jusqu'à trois jours. Pour prolonger leur durée de vie, vous pouvez les conserver au réfrigérateur jusqu'à une semaine.

Comment réchauffer les petits pains

Réchauffez les petits pains au four pendant environ 10 minutes, ou jusqu'à ce qu'ils soient réchauffés. Pour une méthode plus légère, vous pouvez également les réchauffer au micro-ondes pendant 30 à 45 secondes.

Comment congeler des petits pains

La congélation des petits pains est simple : il suffit de placer les petits pains complètement refroidis dans un sac à fermeture éclair et de les conserver au congélateur jusqu'à trois mois. il. Décongeler au réfrigérateur et réchauffer au four.

Vous pouvez également congeler la pâte à pain pour une cuisson facile plus tard. Placez la pâte à modeler (avant la deuxième levée) sur une plaque à pâtisserie et dans le congélateur. Laissez la pâte geler pendant la nuit jusqu'à ce qu'elle soit bien gelée . Ensuite, placez les boules de pâte congelées dans un sac à fermeture éclair et conservez-les au congélateur jusqu'à trois mois.

Lorsque vous êtes prêt à cuire, sortez les boules de pâte du congélateur et placez-les sur une plaque à pâtisserie. Laissez la pâte décongeler et lever pendant environ 4 à 5 heures. Cuire comme indiqué.

Ingrédients

- 2 tasses de farine tout usage, divisée ou au besoin
- 2 cuillères à soupe de sucre blanc
- 1 enveloppe (0,25 once) de levure Fleischmann's® RapidRise
- ½ cuillère à café de sel
- ½ lait
- ¼ tasse d'eau
- 2 cuillères à soupe de beurre

Directions

- **Étoile 1**

Mélanger 3/4 tasse de farine, le sucre, la levure sans levain et le sel dans un grand bol.

- **Étape 2**

Faites chauffer le lait, l'eau et 2 cuillères à soupe de beurre dans une casserole jusqu'à ce qu'ils soient très chauds (120 à 130 degrés F).

- **Étape 3**

Ajouter le mélange de lait chaud au mélange de farine. Battre pendant 2 minutes à vitesse moyenne d'un mélangeur électrique, en grattant le bol de temps en temps. Ajouter 1/4 tasse de farine; battre 2 minutes à grande vitesse. Incorporer suffisamment de farine restante pour faire une pâte molle.

- **Étoile 4**

Pétrir la pâte sur une surface légèrement farinée jusqu'à ce qu'elle soit lisse et élastique, environ 8 à 10 minutes. Couverture; laisser reposer 10 minutes.

- **Étoile 5**

Divisez la pâte en 12 morceaux. Partagez les morceaux en boules et placez-les dans un rond graissé de 8 pouces. Couvrir et laisser lever dans un endroit chaud et sans courant d'air jusqu'à ce qu'il double de volume, environ 30 minutes.

- **Étoile 6**

Préchauffer le four à 375 degrés F (190 degrés C).

- **Étoile 7**

Cuire les rouleaux dans le four préchauffé jusqu'à ce qu'ils soient dorés, environ 20 minutes. Servir chaud.

Le jeûne nutritionnel

Par portion : 108 calories ; 2,8 g de protéines ; glucides 18,5 g; lipides 2,3 g ; cholestérol 5,9 mg; Sodium 115,3 mg.

Petits pains à dîner de grande hauteur

Résumé du reçu

Cuisson : 25 minutes

Supplémentaire : 1h35

Total : 2h30

Préparation : 30 minutes

Portions : 9

Rendement : 9 rouleaux

Ingrédients

- 1 cuillère à soupe de sucre blanc
- ¼ tasse d'eau chaude (100 degrés F/40 degrés C)
- 1 sachet de levure sèche active
- ½ tasse de flocons de purée de pommes de terre instantanée
- 1 tasse de farine de blé entier
- 2 tasses de farine tout usage non blanchie
- 1 tasse de babeurre chaud (pas plus de 110 degrés F/45 degrés C)
- 3 cuillères à soupe de beurre ramolli
- 2 cuillères à soupe de sucre blanc
- 1 cuillère à café de sel

- 1 oeuf

- ½ cuillère à café d'huile végétale, ou au besoin

- 2 cuillères à soupe de beurre fondu (ou au besoin), divisé

Directions

- **Étoile 1**

Dissoudre 1 table de sucre dans de l'eau tiède dans un petit bol, et saupoudrer le moins sur l'eau. L'eau ne doit pas dépasser 100 degrés F (40 degrés C). Laisser reposer pendant 5 minutes jusqu'à ce que le moindre ramollisse et commence à former une mousse crémeuse.

- **Étape 2**

Dans un bol, mélanger les flocons de pommes de terre, la farine de blé entier et la farine non blanchie. Dans un grand bol, mélanger le babeurre, le beurre ramolli, 2 cuillères à soupe de sucre, le sel et l'œuf jusqu'à ce que le mélange soit bien combiné. Versez le mélange de levure dans le mélange de babeurre et ajoutez le mélange de farine par demi-tasse, en remuant jusqu'à ce que les ingrédients forment une pâte molle. Retournez la pâte sur une surface bien farinée et pétrissez jusqu'à ce qu'elle soit lisse et élastique, environ 3 minutes.

- **Étape 3**

Façonner la pâte en boule, huiler la surface avec de l'huile végétale, couvrir et laisser lever dans un endroit chaud jusqu'à ce qu'elle double, environ 1 heure.

- **Étape 4**

Dégazez délicatement la pâte et divisez-la en 9 morceaux. Façonnez les pièces en boules. Graisser un plat de cuisson de 8 x 8 pouces et placer les rouleaux dans le plat afin que les rouleaux se touchent légèrement. Badigeonner les dessus de beurre fondu. Couvrir les rouleaux d'une pellicule de plastique et laisser lever dans un endroit chaud jusqu'à ce qu'ils aient doublé, 30 à 45 minutes. Les rouleaux doivent s'élever au-dessus du dessus de la casserole et se presser les uns les autres.

- **Étape 5**

Préchauffer le four à 400 degrés F (200 degrés C). Cuire les rouleaux dans le four préchauffé jusqu'à ce qu'ils soient dorés, 25 à 30 minutes.

- **Étape 6**

Badigeonner le dessus des petits pains chauds avec une autre couche de beurre fondu, laisser refroidir légèrement, tourner les petits pains hors de la poêle et les séparer. Servir chaud.

Note du cuisinier : Le processus de réchauffement du babeurre consiste à réduire le temps nécessaire pour la première recette. Le babeurre caillera légèrement lorsqu'il sera réchauffé; c'est OK.

Jeûnes nutritionnels

Par portion : 252 calories ; protéines 6,9 g ; glucides 38,9 g; gras 8g; cholestérol 38,7 mg; sodium 344,8 mg.

Petits pains à la machine à pain de l'oncle White

recette Summaru

Cuisson : 20 minutes

Supplémentaire : 2h

Total : 2 heures 35 minutes

Préparation : 15 mn

Portions : 12

Rendement : 12 rouleaux

Ingrédients

- 3 tasses de farine à pain
- 1 tasse de babeurre
- 2 cuillères à soupe de cassonade emballée
- 1 ½ cuillères à café de sel kasher
- 1 (0,25 once) de raskäge à sec
- 1 marche aux oeufs

* 2 cuillères à soupe d'huile de colza
* s'en tenir à

Directions

* **Étoile 1**

Placez la farine à pain, le babeurre, la cassonade, le sel, le levain et le lait d'œuf dans une machine à pain. En utilisant le réglage Pâte, laissez la machine mélanger les ingrédients jusqu'à ce qu'ils soient humides. Mettez le cycle en pause et roulez dans l'huile, puis laissez la machine continuer jusqu'à la fin du cycle de pâte.

* **Étoile 2**

Graissez des moules à muffins ou une plaque à pâtisserie et mettez de côté.

* **Étoile 3**

Dégazez la pâte, et sortez-la de la machine. Divisez la pâte en 12 parties doubles, formez des rouleaux ronds et lisses et placez-les dans le fond du moule à muffins ou de la plaque à pâtisserie, en vous assurant que Les rouleaux ne se touchent pas. Couvrir les rouleaux avec un torchon et laisser lever dans un endroit chaud jusqu'à ce qu'ils doublent, environ 25 minutes.

- **Étoile 4**

Pendant que les rouleaux lèvent, préchauffez le four à 350 degrés F (175 degrés C). Cuire les rouleaux dans le four chaud pendant 20 minutes ou jusqu'à ce qu'ils soient dorés. Frottez les torses des petits pains chauds avec un bâton de beurre pour une croûte molle, refroidissez légèrement les petits pains et servez chaud.

Jeûnes nutritionnels

Par portion : 176 portions ; protéines 5,2 g ; glucides 28,3 g; matières grasses 4,4 g ; cholestérol 20,4 mg; sodium 270,5 mg.

Rouleaux de levure au beurre de miel presque paradisiaques

recette Summaru

Cuisson : 12 mn

Supplémentaire : 1h45

Total : 2 heures 17 minutes

Durée : 20 mn

Portions : 12

Rendement : 12 rouleaux

Ingrédients

- ⅔ sur lait entier
- 3 cuillères à soupe de cassonade
- 3 cuillères à soupe de sucre blanc
- 1 (0,25 once) raskage astive dru ueast
- 6 ½ tables de beurre non salé, fondu, divisé
- 1 oeuf
- 2 couches de farine tout usage
- 2 cuillères à soupe de miel, ou plus au goût
- 1 cuillère à café de sel, ou au besoin

Directions

- **Étoile 1**

Mélangez le lait, la cassonade et le sucre blanc dans un bol allant au micro-ondes. Mélanger jusqu'à ce que chaud, 40 à 50 secondes. Incorporer l'uest.

- **Étoile 2**

Fouettez 6 morceaux de beurre et d'œufs dans un bol séparé. Fouetter dans le mélange de lait jusqu'à ce qu'il soit juste combiné, 30 à 60 secondes. Incorporer la farine, 1/2 tasse à la fois, en mélangeant bien après chaque ajout jusqu'à ce que la pâte soit lisse et encore humide.

- **Étape 3**

Placer la pâte dans un bol graissé. Couvrir légèrement et laisser lever dans un endroit chaud et sec jusqu'à ce qu'il double de volume, environ 1 heure.

- **Étoile 4**

Transférer la pâte sur un plan de travail fariné. Arroser de miel et de sel. Pliez en deux et répétez la bruine de sel de miel. Répétez le pliage et le brumisation, 5 à 6 fois.

- **Étoile 5**

Rouler la pâte en un rectangle d'environ 1/2 pouce d'épaisseur. Couper en 12 morceaux égaux à l'aide d'un cutter. Placer les rouleaux sur des moules à pâtisserie légèrement graissés de 9 x 13 pouces ou sur des plaques à pâtisserie légèrement graissées. Couvrir les rouleaux d'un linge léger et laisser lever à nouveau jusqu'à ce qu'ils aient doublé de volume, 45 minutes à 1 heure.

- **Étoile 6**

Préchauffer le four à 350 degrés F (175 degrés C).

- **Étoile 7**

Cuire dans le four préchauffé jusqu'à ce que le dessus commence à dorer, 11 à 14 minutes. Badigeonner la 1/2 table de beurre restante et un peu de miel sur les petits pains juste après les avoir retirés du four.

Notes du cuisinier : L'astuce pour gonfler est de replier la pâte sur elle-même au lieu de la poinçonner après la première levée.

S'il s'agit d'une machine à pain, placez les ingrédients dans le bac de la machine à pain dans l'ordre recommandé par le fabricant. Sélectionner la sauce à pâte ; Commencez, puis passez à l'étape 7 après la première montée.

Les rouleaux seront les plus doux immédiatement après la cuisson, alors dégustez-les immédiatement ou gardez-les au chaud pour une meilleure douceur.

La pâte doit être réfrigérée ou congelée après avoir levé, pour être cuite plus tard.

Jeûnes nutritionnels

Par portion : 182 portions ; protéines 3,4 g; glucides 26,1 g; matières grasses 7,3 g ; cholestérol 33,4 mg; sodium 207,7 mg.

Rouleaux de réfrigérateur Rosu

Résumé de la recette

Cuisson : 15 minutes

Supplémentaire : 4 heures 15 minutes

Total : 5 heures

Préparation : 30 mn

Portions : 48

Rendement : 48 rouleaux

Ingrédients

- 1 tasse de température du jus de tomate
- ½ tasse d'eau tiède (100 degrés F/38 degrés C)
- ⅔ tasse de sucre blanc
- 1 ½ cuillères à café de sel

- 1 (0,25 once) raskage astive dru ueast
- 2 oeufs
- ⅔ sur le shortening fondu
- 1 sur mashed rotatoes
- 6 tasses de farine tout usage, ou au besoin

Directions

- **Étape 1**

Mélangez le jus de tomate, l'eau, le sucre et le sel dans un grand bol, remuez jusqu'à ce que le sucre et le sel se dissolvent, et saupoudrez de ver le mélange. Laisser reposer 5 minutes jusqu'à ce que la levure ramollisse et commence à former une mousse crémeuse.

- **Étape 2**

Mélangez les œufs, le shortening et la purée de pommes de terre, et battez la farine pour faire une pâte molle. Pétrissez pendant environ 5 minutes, jusqu'à ce que la pâte soit lisse et élastique, et placez-la dans un bol graissé, en tournant une fois pour graisser le dessus de la pâte. Couvrir et réfrigérer la pâte pendant au moins 2 heures ou toute la nuit.

- **Étape 3**

Tapisser des plaques à pâtisserie de papier parchemin et réserver.

- **Étape 4**

Travaillez sur une surface légèrement farinée, divisez la pâte en 4 morceaux égaux et coupez chacun en 12 petits morceaux. Roulez les morceaux en boules, placez les rouleaux à 2 pouces d'écart sur les plaques à pâtisserie préparées, couvrez d'une serviette et laissez les rouleaux lever dans un endroit chaud jusqu'au double, environ 2 heures.

- **Étape 5**

Préchauffer un four à 375 degrés F (190 degrés C).

- **Étape 6**

Cuire les rouleaux dans le four préchauffé pendant 12 à 15 minutes, jusqu'à ce que les dessus soient bien dorés.

Informations nutritionnelles

Par portion : 101 calories ; protéine 2.1g; glucides 15,8 g; graisse 3,2 g; cholestérol 7,8 mg; sodium 102,9 mg.

Cheddar Rolls

Résumé du reçu

Cuisson : 20 minutes

Supplémentaire : 3h

Total : 3 heures 50 minutes

Préparation : 30 mn

Portions : 24

Rendement : 2 douzaines de rouleaux

Ingrédients

- ½ tasse de beurre

- ½ sur finlu les a étayés

- ½ tasse d'eau

- 1 (8 onces) de sauce tomate

- 4 tasses de farine tout usage non tamisée (divisée)

- 2 cuillères à soupe de sucre blanc

- 1 ½ cuillères à café de sel

- 3 (0,25 once) raskares active dru ueast

- 1 œuf, à température ambiante

- ¼ de cuillère à café d'huile végétale

- ½ livre de fromage cheddar fort, râpé

- 1 œuf, à température ambiante

- 1 cuillère à café d'eau

Directions

- **Étape 1**

Chauffez le beurre dans une poêle à feu moyen-doux; incorporer l'oignon et cuire jusqu'à ce qu'il soit translucide, environ 5 minutes. Versez l'eau et la sauce tomate, remuez pour combiner et portez le mélange à température tiède, environ 110 degrés F/45 degrés C).

- **Étape 2**

Mélangez 1 tasse de farine, de sucre, de sel et de levure dans le bol d'un batteur sur socle et versez le mélange de sauce tomate dans le bol. Mélangez à feu doux pendant 2 minutes pour obtenir une pâte spongieuse, puis battez 1 œuf et 1 tasse de farine de plus. Battre pendant 2 minutes à haute vitesse pour développer le gluten et incorporer les 2 tasses de farine restantes. Laissez la machine pétrir la pâte à grande vitesse jusqu'à ce qu'elle soit lisse et élastique (ou pétrir à la main pendant environ 10 minutes).

- **Étape 3**

Vaporisez légèrement ou essuyez le dessus de la pâte avec de l'huile végétale, couvrez le bol du mélangeur avec un chiffon et laissez la pâte lever jusqu'à ce qu'elle double, environ 2 h nous.

- **Étape 4**

Piquez la pâte, coupez-la en deux et placez-en une moitié sur un plan de travail fariné. Couvrir l'autre morceau de pâte avec un chiffon pour éviter le dessèchement. Rouler le premier morceau de pâte dans un rectangle d'environ 9 x 12 pouces et couper le rectangle en 12 morceaux d'environ 3 pouces sur un côté.

- **Étape 5**

Graisser une plaque à pâtisserie ou tapisser de papier sulfurisé. Placez environ 2 petites cuillères de fromage cheddar râpé au centre de chaque carré et pliez les morceaux en triangles, en joignant la garniture. Pincez bien les bords et placez les rouleaux remplis sur la plaque de cuisson préparée pendant que vous remplissez le reste. Répéter avec l'autre morceau de pâte, pour faire environ 24 rouleaux. Couvrir les rouleaux avec un chiffon et laisser reposer jusqu'à ce qu'ils doublent, environ 1 heure.

- **Étape 6**

Préchauffer le four à 375 degrés F (190 degrés C). Battre 1 œuf dans un bol avec 1 cuillère à café d'eau et réserver.

- **Étoile 7**

Badigeonner chaque rouleau avec la dorure aux œufs et cuire au four préchauffé jusqu'à ce que les dessus soient dorés et que le fromage ait fondu, environ 15 minutes.

Informations nutritionnelles

Par portion : 164 calories ; protéines 5,6 g; glucides 18,2 g; gras 7,7 g; cholestérol 35,6 mg; sodium 287,2 mg.

Mom's Pumpkin Rolls

Résumé du reçu

Cuisson : 15 mn

Supplémentaire : 2h20

Total : 2h50

Préparation : 15 minutes

Portions : 24

Rendement : 2 douzaines de rouleaux

Ingrédients

- 1 (0,25 once) raskage astive dru ueast
- ½ tasse d'eau tiède
- 6 tasses de farine tout usage
- ¾ cuillère à café de sel
- 2 cuillères à soupe de beurre
- 1 tasse de sucre blanc, ou au besoin
- 2 oeufs
- 1 tasse de lait congelé
- 1 сур румркin pypee
- 1 mur d'œufs
- ½ cuillère à café de sucre, ou au besoin

Directions

- **Étape 1**

Dissoudre le tout dans de l'eau tiède dans un bol.
Laisser reposer jusqu'à ce que le temps ramollisse

et commence à former une mousse crémeuse, environ 20 minutes.

- **Étape 2**

Mélanger la farine, le sel, le beurre, 1 verre de sucre blanc, les œufs et le mélange le plus fin, respectivement, dans un grand bol. Incorporer le lait échaudé et la purée de citrouille jusqu'à ce que la consistance de la pâte soit atteinte. Partager la pâte en boule et la placer dans un bol; Совер bol avec une serviette. Laisser lever pendant 90 minutes.

- **Étape 3**

Partager la pâte en 2 douzaines de rouleaux noués ; Disposer sur une plaque à pâtisserie. Laisser lever à nouveau pendant 30 minutes.

- **Étoile 4**

Préchauffer le four à 350 degrés F (175 degrés C).

- **Étoile 5**

Fouetter le jaune d'œuf avec 1/2 cuillère à café de sucre blanc jusqu'à dissolution; badigeonner le dessus des rouleaux.

- **Étape 6**

Placer la plaque à pâtisserie dans le bas du four chauffé; Cuire les rouleaux pendant 10 minutes. Transférer la plaque à pâtisserie sur la grille ; Cuire au four jusqu'à ce que les rouleaux soient légèrement dorés, de 6 à 10 minutes.

Apports nutritionnels

Par portion : 173 portions ; protéines 4,5 g; glucides 33,7 g; matières grasses 2,1 g ; cholestérol 27,4 mg; sodium 91,2 mg.

Rouleaux de citrouille I

recette Summaru

Cuisson : 20 minutes

Supplémentaire : 1h30

Total : 2 heures 10 minutes

Durée : 20 mn

Portions : 32

Rendement : 32 rouleaux

Ingrédients

- 2 (0,25 once) raskage * levain sec actif
- 1 ½ tasse d'eau chaude (110 degrés F/45 degrés C)
- ⅓ monsieur cassonade
- 2 cuillères à café de sel
- 2 oeufs
- ½ gorgée de beurre fondu (Ortional)
- 1 monsieur sanned rumkin
- 7 ans de flux passe-partout
- ¼ de sirop de beurre ramolli (Ortional)

Directions

- **Étape 1**

Dissoudre la levure dans de l'eau tiède et incorporer le sucre, le sel, 1/2 tasse de beurre, le rumkin et les œufs. Ajouter 3 tasses de farine et bien battre. Incorporer suffisamment de farine supplémentaire pour rendre la pâte facile à manipuler. Pétrir sur une surface légèrement farinée jusqu'à ce qu'elle soit lisse et élastique. Placer dans un bol graissé, couvrir et laisser doubler de volume.

- **Étoile 2**

Frappez et divisez en 4 parties, en roulant chacune dans un cercle de 12 pouces. Étendre 1/4 tasse de beurre si désiré. Couper en 8 quartiers. Roulez chaque coin en commençant par le bord large. Placer sur une feuille graissée et laisser lever.

- **Étoile 3**

Cuire au four à 375 degrés F (190 degrés C) pendant 15 à 20 minutes.

Apports nutritionnels

Par portion : 152 calories ; protéines 3,5 g; glucides 23,2 g; matières grasses 4,9 g ; cholestérol 23,1 mg; sodium 200,3 mg.

Le dîner à la citrouille roule dans la machine à pain

Resire Résumé

Cuisson : 15 mn

Supplémentaire : 45 minutes

Total : 1h20

Durée : 20 mn

Portions : 18

Rendement : 18 rouleaux

Ingrédients

- ¾ sur rumrkin rurée
- ¼ tasse d'eau tiède
- ⅓ de lait chaud
- 1 œuf large
- 1 cuillère à soupe d'huile végétale
- 3 ¼ tasses de farine de pain
- ¼ tasse de sucre roux
- 1 cuillère à café de sel

- 1 cuillère à café d'épices à tarte à la citrouille
- 2 ¼ cuillères à café de levure qui lève rapidement

Direction s

- **Étape 1**

Placer la citrouille, l'eau, le lait, l'œuf, l'huile, la farine, le sucre, le sel, la citrouille, les épices et la levure dans un moule à pain dans l'ordre suggéré par le fabricant . Sélectionnez le réglage Pâte et appuyez sur Démarrer.

- **Étape 2**

Étalez la pâte sur un plan de travail légèrement fariné. Formez des petits pains et placez-les sur des plaques à pâtisserie légèrement graissées. Couvrir d'une serviette et laisser lever jusqu'à ce qu'elle ait presque doublé de volumc, cnviron 45 minutes.

- **Étape 3**

Préchauffer le four à 375 degrés F (190 degrés C).

- **Étoile 4**

Cuire au four préchauffé jusqu'à ce que les rouleaux soient dorés, environ 15 minutes. Retirer du four et retirer immédiatement les rouleaux du passé et les laisser refroidir sur une grille pour éviter que les croûtes ne deviennent soggu.

Apports nutritionnels

Par portion : 108 portions ; protéines 3,4 g; glucides 20g; graisse 1,5 g; cholestérol 10,7 mg; sodium 161,2 mg.

Petits pains sucrés

recette Summaru

Cuisson : 20 minutes

Supplémentaire : 1h40

Total : 2 heures 20 minutes

Préparation : 20 mn

Portions : 16

Rendement : 16 rouleaux

Ingrédients

- ½ tasse d'eau chaude (110 degrés F/45 degrés C)
- ½ tasse de lait chaud
- 1 oeuf
- ⅓ beurre noisette, ramolli
- ⅓ tasse de sucre blanc
- 1 cuillère à café de sel
- 3 ¾ tasses de farine tout usage
- 1 (0,25 once) de raskäge à sec
- ¼ tasse de beurre, ramolli

Directions

- **Étoile 1**

Mettez de l'eau, du lait, des œufs, 1/3 de tasse de beurre, du sucre, du sel, de la farine et de la levure dans la casserole de la machine à pain dans l'ordre recommandé par le fabricant. Sélectionnez

Pâte/Pétrissage et Premier cycle de levée ; appuyez sur Démarrer.

- **Étape 2**

Une fois le cycle terminé, étalez la pâte sur une surface légèrement farinée. Diviser la pâte en deux. Rouler chaque moitié dans un cercle de 12 pouces, étaler 1/4 tasse de beurre ramolli sur tout le tour. Coupez chaque cercle en 8 coins. Rouler les cales en commençant par le bout large ; rouler doucement mais fermement. Placez la pointe vers le bas sur une plaque de cuisson non graissée. Couvrir avec un torchon propre et mettre dans un endroit chaud, laisser lever 1 heure. Pendant ce temps, préchauffez le four à 400 degrés F (200 degrés C).

- **Étape 3**

Cuire au four préchauffé pendant 10 à 15 minutes, jusqu'à ce qu'ils soient dorés.

Jeûnes nutritionnels

Par portion : 192 portions ; protéines 3,9 g ; glucides 27,1 g; matières grasses 7,5 g ; cholestérol 30mg; sodium 201,5 mg.

recette Summaru

Cuisson : 15 minutes

Supplémentaire : 2h30

Total : 3 heures 10 minutes

Durée : 25 mn

Portions : 36

Rendement : 36 rouleaux

Ingrédients

- 2 tasses de lait
- 2 enveloppes (0,25 once) de levure sèche
- 1 litre d'eau, divisé
- ⅔ cup de raccourcissement
- 1 tasse de sucre blanc
- 2 oeufs
- 1 cuillère à café de sel
- 2 cuillères à café de graines d'anis
- 8 tasses de farine tout usage, ou au besoin

Directions

- **Étape 1**

Versez le lait dans une casserole et chauffez jusqu'à ce que des bulles se forment autour du bord de la casserole. Retirer de la chaleur et du froid à tiède (110 degrés F/45 degrés C).

- **Étape 2**

Dissoudre la levure dans 1 tasse d'eau tiède (110 degrés F/45 degrés C). Laisser reposer 5 minutes.

- **Étape 3**

Battez le shortening avec le sucre, les œufs, le sel et les graines d'anis dans un grand bol à mélanger. Incorporer le mélange de lait et de levure. Incorporer progressivement la farine en remuant pour faire une pâte molle (la pâte ne doit pas être collante). Ajouter plus de farine si nécessaire. Couvrir le bol avec un chiffon propre et laisser lever la pâte dans un endroit chaud jusqu'à ce qu'elle double de volume, environ 1 heure et demie.

- **Étape 4**

Graisser légèrement 2 plaques à pâtisserie. Découpez la pâte, divisez-la en deux morceaux et étalez chaque morceau en un rectangle d'environ 1/2 pouce d'épaisseur. Couper la pâte en bandes de 8x1 pouces. Tordez chaque bande en un simple nœud et placez-la sur une plaque à pâtisserie préparée. Couvrir d'un chiffon propre et laisser lever jusqu'à ce qu'il double de volume, environ 1 heure.

- **Étape 5**

Préchauffer le four à 400 degrés F (200 degrés C).

- **Étoile 6**

Versez 1 litre d'eau dans une casserole et portez à ébullition à feu vif. roulez-les complètement dans l'eau bouillante et remettez-les sur la plaque de cuisson.

- **Étoile 7**

Cuire les rouleaux dans le four préchauffé jusqu'à ce qu'ils soient dorés, 10 à 15 minutes.

Le jeûne nutritionnel

Par portion : 169 calories ; 3,8 g de protéines ; glucides 27,6 g; matières grasses 4,6 g ; cholestérol 11,4 mg; Sodium 75,6 mg.

Feuilles de trèfle de grand-mère

Résumé de la recette

Cuisson : 15 mn

Supplémentaire : 3 heures

Total : 3 heures 40 minutes

Durée : 25 mn

Portions : 12

Rendement : 12 rouleaux de trèfle

Ingrédients

- 1 (0,25 once) de levure sèche

- ¼ tasse d'eau chaude (110 degrés F (43 degrés C))
- 1 tasse de lait
- ¼ sucre sucre blanc
- ¼ tasse de shortening végétal
- 1 cuillère à café de sel
- 1 oeuf
- 3 ⅓ farine tout usage

Directions

- **Étoile 1**

Chauffez le lait dans une casserole à feu moyen jusqu'à ce que des bulles commencent à se former, mais le lait ne mijote pas. Incorporer le sucre, le shortening et le sel; mettre de côté jusqu'à refroidissement à 110 degrés F (43 degrés C). Saupoudrer la levure sur l'eau tiède et laisser reposer 5 minutes.

- **Étape 2**

Battre l'œuf dans un bol à mélanger, puis incorporer la levure et le lait. Incorporer la moitié de la farine jusqu'à ce qu'il ne reste plus de grumeaux, puis incorporer la farine restante un peu à la fois jusqu'à ce qu'une pâte lisse se forme. Placer dans un bol graissé, tourner une fois pour graisser le dessus, couvrir et laisser lever jusqu'à ce qu'il double de volume, environ 2 heures.

- **Étape 3**

Graisser un moule à muffins de 12 sections. Dégonfler la pâte et rouler sur un plan de travail bien fariné. Divisez la pâte en 36 morceaux et formez des boules. Placer 3 boules dans le moule à muffins. Couvrir et laisser lever dans un endroit chaud jusqu'à ce qu'il double de volume, environ 1 heure.

- **Étoile 4**

Préchauffer un four à 400 degrés F (200 degrés C).

- **Étoile 5**

Cuire au four préchauffé jusqu'à ce qu'ils soient dorés, de 12 à 15 minutes. Servir chaud.

Apports nutritionnels

Par portion : 198 calories ; 5g de protéines; glucides 31,9 g; matières grasses 5,5 g ; cholestérol 17,1 mg; Sodium 209,1 mg.

Rouleaux de pommes de terre

Résumé de la recette

Cuisson : 10 mn

Supplémentaire : 2h15

Total : 2h45

Préparation : 20 minutes

Portions : 24

Rendement : 2 douzaines de rouleaux

Ingrédients

- 2 ¼ cuillères à café de levain sec
- ¼ tasse d'eau tiède

- 1 tasse de lait échaudé, refroidi
- ½ tasse de purée de pommes de terre préparée
- ¼ de matière grasse végétale verte
- ¼ tasse de sucre blanc
- 1 ½ cuillère à café de sel
- 1 oeuf, battu
- 4 ½ tasses de farine tout usage

Directions

- **Étoile 1**

Dissoudre le mélange dans de l'eau tiède dans un bol. Laisser reposer jusqu'à ce que le mélange ramollisse et commence à former une mousse crémeuse, environ 5 minutes.

- **Étoile 2**

Mélangez du lait, de la purée de pommes de terre, du shortening ou du boter (voir la note du cuisinier), du sucre et du sel dans un bol; ajouter le mélange de levure et l'oeuf. Incorporer 2 cs de farine dans le mélange de lait jusqu'à ce qu'il soit incorporé. Incorporer les 2 tasses de farine restantes pour obtenir une pâte molle.

- **Étoile 3**

Placer la pâte sur une surface légèrement farinée et pétrir jusqu'à ce qu'elle soit lisse et élastique, environ 7 minutes. Placer la pâte dans un bol légèrement graissé, en la retournant une fois pour enduire tous les côtés de la pâte d'huile. Couvrir le bol et mettre dans un endroit chaud jusqu'à ce que la pâte ait doublé de volume, environ 1 heure.

- **Étoile 4**

Dégazer la pâte et la partager en boule. Couvrir le bol et laisser reposer 10 minutes.

- **Étoile 5**

Préchauffer le four à 400 degrés F (200 degrés C). Graisser 2 plaques à pâtisserie.

- **Étape 6**

Partager la pâte en 24 rouleaux et rouler sur les plaques à pâtisserie préparées ; laissez lever jusqu'à ce que la pâte revienne lorsque vous touchez le côté d'un rouleau avec votre doigt, environ 25 à 40 minutes.

- **Étoile 7**

Cuire les rouleaux dans le four préchauffé jusqu'à ce qu'ils soient dorés, 10 à 12 minutes.

Notes du cuisinier : Vous pouvez remplacer le shortening végétal par 5 cuillères à soupe de beurre non salé, si vous le souhaitez.

J'étale la pâte à environ 1/2 pouce d'épaisseur, découpe des cercles de 4 pouces de diamètre, badigeonne avec un mélange de beurre fondu et d'huile d'olive et replie pour former des demi-cercles. Je badigeonne ensuite les torses avec le mélange beurre-huile lorsque les rouleaux sont faits.

Le jeûne nutritionnel

Par portion : 125 calories ; 3,2 g de protéines ; glucides 21,4 g; matières grasses 2,8 g ; cholestérol 8,7 mg; sodium 166,4 mg.

CONCLUSION

Rien ne peut battre le jeu de prendre une bouchée dans votre sandwich préféré après une journée longue et fatigante. C'est facile à préparer et c'est une collation légère et saine. Il existe différents types de sandwichs que l'on peut apprécier, et l'un d'entre eux est Panini.

Un sandwich grillé italien, panini ou panino fait littéralement référence à un petit pain. Ce sandwich utilise des pains mous sans les croûtes, qui sont ensuite chargés de garnitures délicieuses comme le poulet, le jambon, les légumes de saison et une gamme de saison ngs et sauces. Ce merveilleux sandwich chaud est rentable tant que vous faites attention aux détails. Les sandwichs sont la voie à suivre lorsqu'il s'agit d'un déjeuner rapide. Vous pouvez facilement faire un sandwich ultra-rapide, et vous n'aurez pas à étirer trop de muscles pour cela. De nos jours, les panins ont beaucoup gagné en popularité.